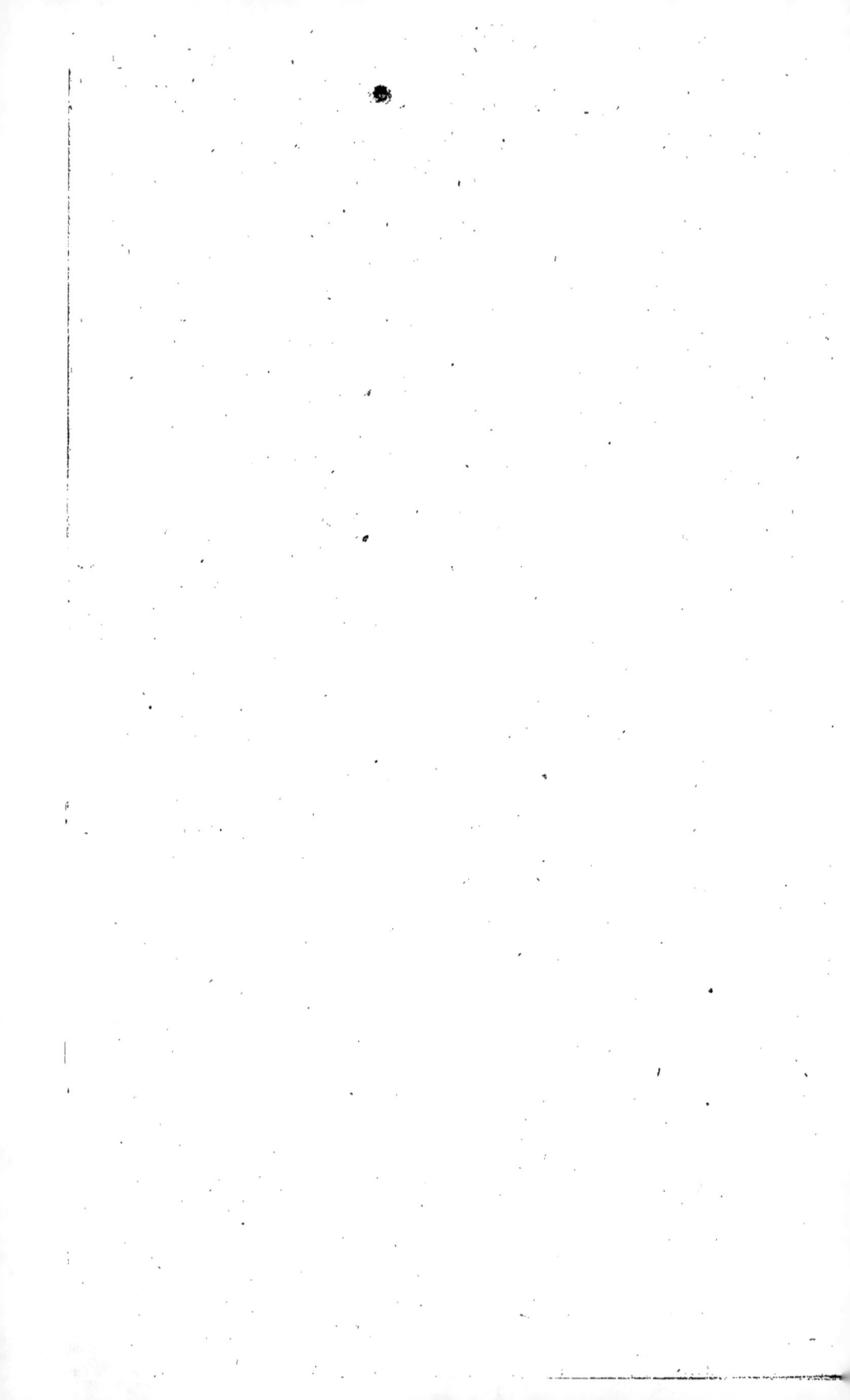

L'Art de Guérir

LES

MALADIES

SECRÈTES,

SANS MERCURE,

Par le Régime Végétal

Et d'Administrer et Composer soi-même

Le Remède.

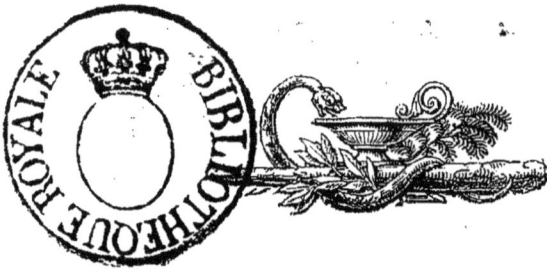

A TOULON,

CHEZ L'AUTEUR, RUE DES POMMETS N.º 24.

CHEZ MM. PEYRIQUE ET GOYARD, COMMISSIONNAIRES-EXPÉDITEURS.
Place au Foin, hôtel de Malte.

ET CHEZ DUPLESSIS OLLIVAULT, IMPRIM.-LIB.
Rue de la Miséricorde n.º 6.

———

1831.

AVIS.

Deux exemplaires signés de la main de l'Auteur ont été déposés conformément à la loi ; et chaque brochure, émise dans le public, est revêtue de la lettre initiale et du paragraphe autographe ci-dessous.

Toulon — Imprimerie de Duplessis Ollivault.

Épitre Dédicatoire

A la Fortune.

O FORTUNE! en te dédiant mon ouvrage,
je voudrais mériter tes faveurs : je suis deve-
nu vieux, et tu ne protèges que la jeunesse.
Jadis tu m'as souri quelques instans : j'étais
si peu raisonnable alors que, prenant tes
attraits séduisans pour de la coquetterie,
nous eûmes bientôt fait divorce. Les ans, qui
devraient m'avoir rendu parfaitement sage,
n'ont pu me guérir d'une bouffissure d'amour-
propre : paré des plumes du Paon, je voudrais, faisant bien mes affaires, aller au
temple de mémoire et passer pour le bienfai-
teur de l'humanité. Dois-je, à l'imitation du

docteur Giraudeau-de-St-Gervais, faire graver mon portrait(*) en tête de cette brochure?

(*) N'ayant point d'artiste à mes ordres pour peindre ou graver mes traits hétéroclites, voici mon portrait tel qu'il a été crayonné par moi-même il y a vingt-cinq ans, à l'aide d'un miroir fidèle.

PORTRAIT D'UN SOUS-LIEUTENANT,

Peint par lui-même.

Mon cher Monsieur Dernange, il est temps de changer;
De vos nombreux défauts enfin vous corriger;
Tout le monde se plaint : votre extrême licence
Du général Milans lasse la patience,
Et je vois que, sous peu privé de sa bonté,
Vous irez faire un tour au chateau de Corté.
Vous vous plaindrez en vain, crierez à l'injustice;
Thémis à vos clameurs ne sera point propice ;
Et tels se rappelant tous vos propos mordans,
De raillés qu'ils étaient riront à vos dépens.
Là, dans vos longs loisirs, exerçant votre verve,
Vous pourrez invoquer Apollon et Minerve ;
Faire quelques sonnets et de sots madrigaux,
Qui n'effaceront pas vos caustiques propos.

 Dites-moi, je vous prie, à quoi sert de médire,
De parler méchamment d'un chacun et d'en rire;
De vous mettre en fureur, de vous tordre les doigts,
Parce qu'à votre avis l'on fait des passe-droits?
Parbleu, d'où sortez-vous? dans le siècle où nous sommes
Croyez-vous réformer et les mœurs et les hommes?

et parlant de son Rob comme il fait de celui
de Laffecteur, m'écrier modestement : « Mon
» remède est le seul, sans mercure, dont les
» succès sont infaillibles pour la guérison
» prompte et radicale des écoulémens rebelles,
» du virus syphilitique et des accidens mer-
» curiels. Heureux fruit des progrès de la

Réformez-vous vous-même et sans perdre de temps
Devenez doux, poli, honnête, complaisant :
Parlez peu, soyez sobre, et raison ou prudence,
Evitez les tripots, les cafés, la dépense ;
Mettez un frein surtout à l'esprit orgueuilleux
Qui vous fera haïr en tout temps, en tous lieux ;
Et vous pourrez alors, gagnant la bienveillance,
Mériter des faveurs, avoir la lieutenance,
Objet de vos désirs, et que depuis quatre ans
Vous deviez obtenir du général Milans.

   Voici dix jours d'arrêts : écrivez-lui de suite ;
Promettez et tenez une sage conduite ;
Peut-être il y croira : la comptabilité
Vous avait, mon ami, terriblement gâté ;
Fuyez dorénavant cette adroite Sirène
Dont les dehors flatteurs vous ont masqué la peine.
Que de chagrins cuisans pour captiver Plutus !
Tout entier au dieu Mars vous aurez des vertus.
Dans les camps un soldat dont le cœur intrépide,
Ne connaît que l'honneur et ses devoirs pour guides,
Peut aspirer un jour, au milieu des hasards,
A fixer de ses chefs les bienveillans regards.

» médecine moderne , ce Rob dépuratif ne
» doit pas être confondu avec aucun palliatif,
» ni avec l'ancien Rob de Laffecteur, de 1778,
» abandonné par tous les médecins français,
» et flétri dans l'opinion publique comme
» un arcane infidèle et dangereux. »

O Déesse ! envoie-moi quelque compère adroit , ou fais tomber entre mes mains un jeune poëte blessé de tous les traits acérés de Vénus et surtout le favori des neuf sœurs , qui dans un accès de reconnaissance, s'écrie en me rendant hommage :

« Honneur à ce mortel dont la science profonde .
» D'un mal cruel et long sait affranchir le monde.
» Qu'à jamais devant lui l'univers prosterné,
» Bénisse ce sauveur qu'un dieu nous a donné !
» Ses veilles, ses travaux , son zèle infatigable
» Ont triomphé d'un mal jusqu'alors incurable.
» *Saint-Gervais l'a trouvé ce secret important ,*
» Dont l'homme éprouve enfin le secours bienfaisant,
. . . .
. . . .
» *O Saint-Gervais !* Enfin pour moi plus de martyre
» Par toi j'ai retrouvé ma première gaîté ,
» Le bonheur ! une *mère* ! tout enfin . . . . . la santé !

Fais mieux, divinité secourable ! accorde-
moi deux puissans protecteurs pour parrain
et marraine, fussent-ils de couleurs différentes,
tels que le *Constitutionnel* et la *Quotidienne*,
afin que la déesse aux cent voix fasse quelquefois mention de moi dans leurs feuilles.

Je sais que mon impiété a été poussée loin
envers toi : que naguère, prêt de réaliser et
faire involontairement le second volume de
l'histoire de *l'homme à la longue barbe*, je
t'ai outragée en te prodiguant les noms les
plus odieux. Mais excuse, ô Déesse ! une comparaison peu digne de toi : Un disciple pro-
tégé du célèbre Hippocrate conserverait-il de
la rancune contre un malade confié à ses soins,
parce que, dans le délire de la fièvre, il l'aurait accablé d'injures ? Quelle est la beauté,
dout tu es le parfait modèle, toujours inexo-
rable envers le malheureux qui l'aurait outragée
par excès d'amour ? Repentant de mes ancien-
nes erreurs, je le confesse, après plus de cin-
quante ans d'expérience qui m'ont dessillé les
yeux, ta puissance est la première de toutes !

Rien n'égale ta divinité ! Tu possèdes tous les mérites : Junon, Vénus et Minerve ne sont que des grisettes maussades, en comparaison de ta beauté majestueuse, de tes graces naturelles et de ton jugement exquis. Mars peut se vanter tant qu'il voudra et se croire au premier rang des immortels : toute sa gloire militaire peut-elle être mise en parallèle avec quelques mots de recommandation écrits ou signés de ta main. D'ailleurs, depuis les trois Mémorables Journées de Juillet, qui pourrait le nier, ô Puissante Divinité? N'as-tu pas, comme le Dieu de la guerre, le pouvoir d'enfanter des Héros ? Malgré la roideur de mon caractère et mes vieux préjugés, je suis obligé de convenir qu'il faudrait être bien aveugle pour ne pas reconnaître que ta Toute-puissance n'a point de bornes, et qu'elle est bien au-dessus de celle de Jupiter lui-même, puisque tu commandes au Destin auquel, tu le sais, ce Dieu est forcé d'obéir.

CHAPITRE PREMIER.

ABRÉGÉ HISTORIQUE

DE LA

SYPHILIS OU MALADIE VÉNÉRIENNE.

Les Maladies Vénériennes se communiquent ordinairement par la cohabitation de deux personnes de sexe différent, dont l'une se trouve infectée. Il est arrivé cependant, par quelques exceptions rares, que le contact seul des parties qui ne sont revêtues que d'une peau extrêmement fine, comme les lèvres, le sein, les doigts privés de l'épiderme etc., pouvait également donner naissance à tous les symptômes vénériens primitifs ou consécutifs, entre personnes même de sexe semblable, par le simple attouchement.

Dire et soutenir, d'après les uns, que cette infection est une dégénérescence de la lèpre qui était commune aux 12.e et 13.e siècles, ou, d'après les autres, qu'elle nous a été apportée de l'Amérique, par la flotte de Christophe Colomb, ne change rien à sa nature actuelle, ni aux remèdes qu'il convient d'employer pour la détruire. Je laisserai donc à Messieurs les Érudits, membres des académies ou de sociétés savantes, à décider cette grave question.

Tableau Graduel de la

DIVISÉE EN

PREMIÈRE

INFLAMMATION DES MEMBRANES

Elle peut exercer

LE CANAL DE LA VERGE CHEZ L'HOMME. . . . . {

LE VAGIN OU L'URÈTRE CHEZ LA FEMME. . . . . . . {

LA PROTASTE OU LA VESSIE. . . . . {

LES PAUPIÈRES ET LES YEUX. . . . . {

LE CONDUIT AUDITIF. . . . . {

LA MEMBRANE DE L'ANUS. . . . . {

LES TESTICULES ET LES BOURSES. . . . . {

DEUXIÈME

VIRUS VÉNÉRIEN. MARCHE

ÉCORCHURES SYPHILITIQUES, } {
CHANCRES OU ULCÈRES, } SIÈGENT SUR {

PHIMOSIS ET PARAPHIMOSIS. . . . . {

BUBONS, POULAINS. . . . . {

Maladie Vénérienne,

QUATRE CLASSES.

CLASSE.

MUQUEUSES, SIMPLE OU COMPLIQUÉE.

ses ravages sur

Il y a douleur dans l'émission des urines ; (chaude-pisse) écoulement blanc, jaunâtre ou simple suintement sans douleur ; la suite des écoulemens sont le rétrécissement du canal et des suintemens rebelles, très-dangereux.

L'écoulement est abondant ; les douleurs cessent après 2 ou 3 jours ; ensuite ce sont des fleurs blanches rebelles, que l'on décore du nom de pertes blanches.

Des glaires se déposent au fond des urines ; il y a pesanteur du bas ventre ; les urines sont rouges, troublées ; rétention d'urine ; catharre de vessie ; gravelle ; pierre ; calculs vésicaux.

Inflammation violente avec abcès dans le globe de l'œil ; à un moindre degré les yeux sont rouges, chassieux ; chute des scils ; cataracte.

Suintement d'oreilles ; dureté de l'ouïe ; carie des osselets de l'oreille ; surdité ; migraine périodique.

Crystalline ; tumeurs et bourrelets durs et douloureux ; hémorroïdes internes ou externes ; difficultés de s'asseoir ; fistules à l'anus.

Engorgement douloureux d'un testicule ; abcès ; varices ; impuissance génitale ; hydropisie testiculaire ; (hydrocèle) cancer ; castration complète ou opération partielle de l'un ou de l'autre testicule.

CLASSE.

DES SYMPTOMES APRÈS L'INFECTION.

Le gland ; le prépuce ; le filet ; la peau de la verge ; les testicules ; la langue ; le voile du palais ; l'anus, etc. chez la femme : les grandes et petites lèvres et le col de la matrice à six pouces de profondeur.

Ces affections consistent dans l'occlusion du gland recouvert par le prépuce, ou par l'étranglement du gland quand on l'a découvert avec force.

Gonflement des glandes de l'aine avec difficulté de marcher ; ensuite tumeur rouge, douloureuse, abcès. Ils sont ordinairement la suite de chancres négligés et traités par la pierre infernale ou des onguens irritans.

Tableau (suite du) Graduel

DIVISÉE EN

TROISIÈME

MUSCLES, NERFS,

ULCÈRES ET CHANCRES CONSÉCUTIFS. . . . . (

PUSTULES DE LA PEAU. . . . . (

FISSURES, RHAGADES. . . . . , . . . (

GONFLEMENT DES GLANDES. . . . . (

GÉNÉRATION VICIÉE. . . . . (

VÉGÉTATION VÉNÉRIENNE. . . . . (

QUATRIÈME

PÉRIOSTE, OS, MOELLE DES

INSOMNIE, DOULEURS NOCTURNES. . . . . (

GONFLEMENT DES OS. . . . . (

CARIE DE LA SUBSTANCE OSSEUSE. . . . . (

de la Maladie Vénérienne,
QUATRE CLASSES.

CLASSE.

GLANDES, PEAU.

Se développant loin du premier foyer de l'infection ; attaquant surtout le gland, le prépuce, les gencives, le palais; produisant des fistules aux yeux, à l'anus, à la vessie, et nécessitant des palais d'argent, l'usage des sondes, etc.

Dartres farineuses, crouteuses ; abcès aux jambes ; taches à la peau ; démangeaisons ; boutons au visage ; couronne de Vénus; gale vénérienne.

Au fondement, aux mains, entre les doigts des pieds ; elles empêchent de monter à cheval, de marcher, de rester long-temps assis, etc.

Du col, des aines, des amygdales, du foie, de la rate, du col de la matrice; produisant des hydropisies, des maladies de poitrine (phthysie tuberculeuse), etc.

Enfans scrofuleux, faibles, cacochymes, boiteux, bossus, noués, pâles, bouffis, etc.

Telle que des choux-fleurs, poireaux, condylomes, crêtes de coq, verrues, champignons, framboises, etc.

CLASSE.

OS, TENDONS, CHEVEUX, DENTS.

Dans les os, dans les membres; sciatique; goutte; rhumatisme; paralysie. Il n'y a souvent pas d'inflammation apparente, mais seulement en empâtement.

Exostose; périostose; tumeurs gommeuses ; péricranie ; abcès dans la moëlle des os; végétation osseuse. Ces maladies se montrent surtout aux crânes, jambes, bras, poitrine.

Perte de l'odorat par la carie des os du nez; surdité par l'altération des osselets de l'ouïe; exfoliation des os ; fistule entretenue par la suppuration des os ; amaigrissement; chûte des cheveux, des cils ; vieillesse précoce ; marasme ; embarras des articulations.

CHAPITRE II.

DE LA GONORRHÉE OU ÉCOULEMENT. TRAITEMENT.

La gonorrhée ou chaude-pisse se reconnaît par un écoulement muqueux, opaque, d'un jaune tirant sur le vert, sortant du canal de la verge chez l'homme et du vagin ou canal de l'urètre chez la femme, par suite d'ulcères survenus dans ces conduits. Cette infection, sans être la vérole, doit en être regardée comme la mère, puisque, négligée, elle peut amener les accidens les plus graves, si des remèdes prompts et convenables ne sont point administrés à la personne qui en est infectée. Il faut provoquer cet écoulement loin de vouloir l'arrêter en aucun temps, par des injections astringentes, des mixtures, ou, ce qui est à peu près la même chose, du baume de copahu.

Il est diverses sortes de gonorrhées : la plus virulente de toutes, appelée vulgairement chaude-pisse-cordée, cause de fréquentes érections dont la chaleur du lit augmente le renouvellement ainsi que la durée. Les autres, quoique plus bégnines, doivent être soignées comme je viens de dire et, pour éviter les inconvéniens graves qui surviendraient si elles tombaient dans les bourses, il est de la prudence de porter un suspensoir.

Il faut ordinairement administrer le suc végétal pendant trente ou, au plus, quarante jours, pour se défaire entièrement de cette incommodité, telle viciée qu'elle soit.

Il est bon de prendre en outre par verres et d'heure en heure, dans le courant de chaque journée, un litre de tisanne, composée de cette même quantité d'eau bouillante dans laquelle vous jetterez les racines ci-après :

ALTHEA . . . . 2 gros.
PATIENCE . . . . . Id.
CHIENDENT . . . . . Id.

Lorsqu'elles auront bouilli environ une demi-heure, vous retirerez le vase ou la cafetière du feu, et y ajouterez 2 gros de racine de réglisse, une pincée de sel de nitre, du poids de 15 à 24 grains, et la laisserez refroidir.

NOTA. On doit faire cette tisanne tous les soirs, pour être consommée au plus tard dans la journée suivante, attendu qu'elle est susceptible de se vicier passé vingt-quatre heures.

TABLEAU journalier du traitement à suivre, sans interruption, pour une personne infectée d'une gonorrhée virulente ou autre.

Journées de Traitement.	RÉGIME et MÉDICAMENS.	Journées de Traitement.	RÉGIME et MÉDICAMENS.
1	Tisanne. Diette le soir.	21	4 verres de suc végétal matin et soir pour un homme et 3 pour une femme. Tisanne sudorifique.
2	Limonade anglaise. Bouillon maigre. Tisanne le soir.		
3	Bain. 4 verres de suc végétal le matin pour un homme et 3 pour une femme. Tisanne le soir avec sel de nitre.	22	Idem.
		23	Idem.
		24	Idem.
		25	Idem.
4	Idem.	26	Idem
5	Idem.	27	Idem.
6	Idem.	28	Idem.
7	Idem.	29	Idem.
8	Idem.	30	Idem.
9	Supprimer le bain. Le reste idem.	31	S'il reste encore quelques marques légères d'écoulement, continuer de prendre les 3 ou 4 verres de suc végétal matin et soir, suivant le sexe, et la tisanne sudorifique. Faire usage de vin pur après la soupe et à la fin du repas.
10	Idem.	32	
11	Idem.	33	
12	Idem.	34	
13	Idem.	35	
14	Idem.	36	
15	Idem.	37	
16	4 verres de suc végétal matin et soir pour un homme et 3 pour une femme. Tisanne sudorifique.	38	
		39	
		40	
17	Idem.		
18	Idem.		
19	Idem.		
20	Idem.		

FLEURS BLANCHES.

Les dames en jetant un coup-d'œil rétro-
grade sur ce qu'elles appellent ordinairement
fleurs blanches peuvent, d'après les antécédens
juger par elles-mêmes et dans leur propre in
térêt, si elles doivent recourir au suc végétal.
Pourraient-elles s'abuser long-temps sur la
nature de cette incommodité si l'écoulement
au lieu d'être limpide et clair comme de l'eau
de roche, présentait les mêmes symptômes
décrits au premier paragraphe de ce chapitre ?
Dans ce dernier cas elles doivent faire usage
du même remède avec les modifications convenables à leur sexe : elles sont de suspendre
tout traitement pendant le cours de leur flux
menstruel, et de pouvoir employer, pour leur
toilette, une cueillerée d'extrait de saturne
dans un litre d'eau ordinaire, ou à son défaut,
de l'eau de cologne, pour se laver et faire
quelques injections. Ces lotions ne devant cau-
ser aucune douleur on les étendrait d'eau s'il
y avait la moindre irritation.

INFLAMMATION DES TESTICULES
OU CHAUDE-PISSE TOMBÉE DANS LES BOURSES.

La suppression subite de l'écoulement de la
gonorrhée, avant que le principe du mal ait
été détruit, soit qu'elle eût lieu par accidens
tels que coups, chûtes, marches forcées ; ou

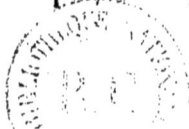

2

par l'administration de remèdes contraires, refoulant le virus vers les aines, donne naissance aux poulains et très-souvent est la cause du gonflement inflammatoire des testicules qui, en peu de temps, surpassent de beaucoup leur grosseur naturelle. La fièvre survient ordinairement ensuite : des douleurs très-vives accompagnées de pesanteur dans les reins, se font sentir, ainsi que des tiraillemens du cordon spermatique qui correspond au testicule engorgé. On doit y remédier en faisant appliquer 12, 15, et même jusqu'à 20 sang-sues au-dessous des bourses et faire usage de la tisanne mentionnée au chapitre 2 page 15. On appliquera ensuite un cataplasme émolient de feuilles de mauve, farine de lin, et mie de pain, et l'on gardera le lit en prenant le suc végétal le matin ; et matin et soir s'il y a plus de quinze jours que l'on soit au traitemeut. (Voyez le tableau pag. 16).

CHAPITRE III.

INSTRUCTION GÉNÉRALE.

RÉGIME.

Les personnes qui s'apercevront qu'elles sont infectées d'un ou de plusieurs symptômes vénériens survenus, doivent vivre sobrement et s'abstenir de café, eau-de-vie, liqueurs ; ne boire que médiocrement du vin et de bonne qualité, mêlé avec de l'eau. Elles doivent aussi bannir de leurs repas, autant que possible, les alimens trop salés, poivrés, épicés, (les viandes grillées ou rôties sont les

meilleures pendant le traitement) les salades
et fruits crus ; s'abstenir des exercices vio-
lens : tels que la danse et les longues courses
soit à pied soit à cheval.

Toutes les saisons sont bonnes pour faire
usage de la décoction du suc végétal ; néanmoins les personnes qui seraient obligées de
suivre un traitement prolongé, étant infectées
depuis plusieurs années, et qui portent avec
elles les symptômes fesant partie des 3.e et 4.^{e}
classes s'en serviront avec plus d'avantage, si
elles commencent le traitement peu avant le
retour du printemps.

Une purgation ne peut que préparer le
corps à recevoir avec fruit le suc végétal
qui doit être toujours pris deux heures au
moins avant et deux heures après le repas ;
mais les médecines sont désagréables à prendre
pour beaucoup de personnes : elles peuvent
la remplacer par la *limonade anglaise* composée ainsi qu'il suit :

Faites bouillir, la veille, une bouteille d'eau ;
jetez-y dedans une once de crême de tartre ;
(les trois quarts suffisent pour les dames et
beaucoup moins pour les enfans et les adoles-
cens suivant leur âge), laissez bouillir un quart
d'heure ; retirez du feu ; ajoutez-y deux ou trois
onces de sucre ; buvez froid et en quatre fois le
lendemain de bon matin de quart d'heure en
quart d'heure. Lorsque vous aurez été une
fois à la selle, buvez alors de temps à autre
du bouillon aux herbes fait avec du beurre
frais ou de l'huile d'olive.

Les bains sans être de rigueur, de même
que la purgation à cause des vertus laxatives

qui font partie du suc végétal, ne peuvent
que faciliter l'évacuation d'une fraction du
virus par les pores, l'un des émonctoires na-
turels : une demi-douzaine de domestiques
pris dès le début du traitement, feront toujours du bien et ne pourront qu'en abréger
la durée

Si pendant le traitement il survenait une
indisposition grave ou toute autre maladie
n'ayant aucune analogie avec la syphilis, on
cesserait de suite l'emploi du suc végétal : l'on
appellerait un médecin ou un chirurgien suivant le cas, et l'on boirait sans sel de nitre,
en attendant sa visite, la tisanne chapitre 2,
pag. 15 : si cette indisposition n'était que légère, on diminuerait simplement, pendant
quelques jours, les doses du suc végétal de
moitié.

Par dose de suc végétal, d'après les propor-
tions gardées, pour en extraire le suc (chap.
4, pag. 21), il est entendu qu'après que l'ébul-
lition a eu lieu, comme il y est dit, la capacité
du verre doit être de la huitième partie d'un
litre.

Les plantes dont on se sert pour extraire le
suc végétal anti-vénérien, étant exotiques on
ne peut trop recommander de faire attention,
en les choisissant, de les prendre saines et non
détériorées par le temps. Des droguistes qui
n'aiment rien perdre, se défont quelquefois
de plantes en dépôt dans leurs magasins depuis nombre d'années, et devenues inertes par
vétusté, sans s'embarrasser si ceux qui les
emploient doivent ou ne doivent pas guérir.

Il peut arriver qu'une personne, de l'un ou

de l'autre sexe, se trouve spontanément infectée de la maladie vénérienne et de celle de
la peau : elle doit alors commencer de se défaire de cette dernière qui n'exige que peu de
jours de soins en employant l'onguent ci-après.

POMMADE DE MANGANÈSE

POUR LA GALE.

Prenez : oxide de manganèse, 4 onces ;
axonge de porc purifié, 1 livre.

Après avoir réduit en poudre impalpable
l'oxide de manganèse, on le mêle avec l'axonge,
en ajoutant peu à peu cette dernière.

On se frotte les jointures de cet onguent et l'on
prend en même temps une tisane dépurante,
telle que patience et bardane.

Il faut ordinairement trois jours de traitement pour la guérison, et huit jours pour les
gales les plus invétérées. Il est de la prudence
et de la propreté de prendre ensuite un bain,
et de faire passer ses vêtemens dans une lessive.

CHAPITRE IV.

COMPOSITION DU SUC VÉGÉTAL

ET DE SES ACCESSOIRES.

Prenez : GAYAC rapé . . . . ⎫
SALSEPAREILLE fondue et coupée me- ⎪ 1 once de cha-
   nue. . . . . ⎬ que espèce.
SQUINE coupé par tranches. . . ⎪
SASSAFRAS. . id. . . . . ⎭

RHUBARBE choisie et contusée. . — 2 gros.
SENÉ. . . . . ⎫ 4 gros de cha-
RÉGLISSE ratissée. . . . . . ⎬ que espèce.
CORIANDRE (Semence de) . . — 2 gros.
CITRONS. (Exprimer le jus de) . — deux.

On fait bouillir les trois premières su¹

tauces dans huit livres d'eau réduites à 4 liv. ;
on fait infuser la rhubarbe à part dans un peu
de cette décoction ; on ajoute le sené sur la
fin ; on laisse infuser avec le sassafras, la réglisse et la semence de coriandre. Lorsque la
décoction est refroidie on la met en bouteilles.
On en prend 3 à 4 verres le matin à jeun,
pendant douze à quinze jours. Ensuite la même dose matin et soir jusqu'à parfaite guérison.

Il est facile de concevoir que si cette ébul-
lition qui, en grand, peut être remplacée
avantageusement par la distillation, était poussée plus loin, il conviendrait de diminuer le
volume des doses du traitement et ne prendre
le suc végétal que par cueillerées à soupe, et
même par petites cueillerées à café ; que le
suc végétal anti-vénérien pourrait alors prendre à juste titre le nom de Rob qui lui conviendrait ; qu'il faudrait, pour en faire usage,
étendre ce médicament dans de l'eau ou tout
autre liquide. Ainsi le remède que je présente
aujourd'hui au public et que le charlatanisme
exploite depuis long-temps sous divers noms
et diverses formes, qui ne peuvent que para-
liser ses vertus bienfaisantes, pour le vendre
sous le nom de Rob, à prix exhorbitant ; ce
remède, dis-je, reconnu jusqu'à présent pour
le plus puissant dépuratif de la masse du sang ;
légèrement purgatif et garanti souverain par
l'expérience et ses succès qui, précédemment,
lui ont mérité le titre de Décoction Royale,
a l'avantage immense sur les robs (en les
supposant curatifs) : 1.° d'être moins coûteux ;
2.° de se composer au moment que l'on peut
en avoir besoin : en voyage ; sur mer comme

par terre ; 3.º de pouvoir vérifier l'identité des végétaux qui entrent dans sa composition sans s'en rapporter à autrui ; 4.º de reconnaître s'ils sont de bonne qualité ; 5.º d'être transporté de l'un à l'autre hémisphère sans altération du liquide et le cassement des bouteilles ; 6.º enfin, pour résultat, une cure certaine, opérée dans le secret sans aucun des accidens funestes que le mercure traîne à sa suite.

TISANE SUDORIFIQUE.

Immédiatement après que l'on a tiré au clair cette décoction, on jettera deux litres d'eau bouillante sur son marc, et cette teinture étant refroidie, on s'en servira pour tisane journalière au lieu de celle de salsepareille que l'on peut économiser et qui, si on la préfère, doit être composée d'une demi-once de cette plante bouillie l'espace d'une heure dans une pinte d'eau.

Hors les cas de gonorrhées, sans autres symptômes, c'est toujours l'une de ces deux tisanes sudorifiques que l'on doit boire dans la journée.

CHAPITRE V.

BUBONS OU POULAINS.

Pour les amener à maturité, on se sert de cataplasmes émoliens (voyez Inflammation des testicules Chap. 2. pag. 18) et s'ils avaient été trop négligés, on devra aider à leur suppuration par le cataplasme suivant :

Prenez : CIGUE (Feuilles de), 2 onces.
JUSQUIAME (Id.) Id.

Faites-les bouillir dans l'eau jusqu'à ce qu'elles cèdent sous le doigt ; faites-en une pulpe en les passant à travers un tamis de crin à larges mailles ; ajoutez de la gomme ammoniac dissoute dans du vinaigre et pareillement pulpée, 1 once. Ce cataplasme, ainsi que celui page 18, doit s'appliquer tiède.

Quand les bubons ont suppuré naturellement une fois, on les presse légèrement avec les doigts pour en faire sortir le pus ; ensuite on introduit dans l'ouverture un peu de charpie induite de cérat opiacé, pour l'empêcher de se former.

Les jours suivans, les bubons doivent être pansés soir et matin avec de la charpie seule ou couverte d'une légère couche de cérat, et le pourtour être nettoyé avec un linge trempé dans de l'eau de mauve ou de coing.

On doit faire usage de 3 à 4 verres de décoction végétale matin et soir, (voyez le tableau journalier du traitement pag. 16) suivant le sexe, pendant 40 à 50 jours et plus s'il est nécessaire.

PUSTULES.

Les pustules indiquent l'infection générale du sang ; elles paraissent, disparaissent et reparaissent de nouveau et se montrent ordinairement après les bubons mal soignés ou que l'on fait disparaître avec des emplâtres mercuriels fondans. Elles surviennent au front (c'est ce que l'on nomme vulgairement le chapelet), dans les cheveux, entre les épaules et aux cuisses où elles rivalisent quelquefois de grosseur avec les bubons.

Quoiqu'elles ne soient pas aussi gênantes que ces derniers, elles demandent le même traitement et l'emploi de la décoction végétale anti-vénérienne et de la tisane sudorifique, pendant le même espace de temps, et plus, bien souvent.

EXCROISSANCES VÉNÉRIENNES.

CHANCRES , ULCÈRES , POIREAUX etc.

Tous ces symptômes exigent le même traitement que les pustules , et veulent de plus être cautérisés à la fin du traitement avec le beurre d'antimoine ou muriate suroxigéné d'antimoine employé avec un pinceau , ou bien en se servant de la pierre infernale. S'ils étaient internes et n'avaient point disparu entièrement après 50 jours consécutifs de traitement et que l'on ne fût point pratique des opérations chirurgicales on ferait bien d'appeler un homme de l'art pour se faire opérer.

DOULEURS OSTÉOCOPES

ET GÉNÉRALEMENT TOUS LES SYMPTÔMES FESANT PARTIE DE LA 4.ᵉ CLASSE.

Tous les symptômes dont cette classe fait mention , sont les plus longs et les plus difficiles à guérir quoiqu'ils n'aient pas besoin, la plupart , de pansemens accessoires. Le régime, la persévérance dans l'administration de la décoction végétale anti-vénérienne et de la tisane sudorifique, viennent à bout de rendre une santé parfaite à la personne la plus infectée. Elle est toujours obligée de se traiter de ces infirmités pendant un espace de temps extrêmement long ; et quelquefois, de recommencer le traitement , le printemps suivant.

Elle ne doit pas non plus se croire entièrement guérie parce que les douleurs et tous les autres symptômes ont disparu ; elle doit au contraire continuer l'usage du remède pendant un et même deux mois après toute disparition de ces mêmes symptômes.

Si la continuation prolongée de la tisane sudorifique l'échauffait trop, elle boirait pendant quelques jours et sans sel de nitre, celle indiquée au chap. 2, pag. 15.

PÉDÉRASTIE.

Ceux ou celles qui ne pourraient pas se faire illusion sur les symptômes de la cristaline (6.ᵉ ait. de la 1.ʳᵉ classe), doivent en prévenir les suites funestes par un régime sévère dans le boire et le manger et l'administration continuelle, pendant deux mois, de la décoction végétale et de la tisane sudorifique.

Pour rendre curable cette maladie honteuse, et parer aux accidens dégoutans qui peuvent survenir, on doit prendre des lavemens émoliens de feuilles de mauve ou de coin (le fruit) deux fois par semaine, et chaque jour, matin et soir, faire une injection d'eau de son de froment miellé.

CHAPITRE VI.

FEMMES ENCEINTES ; ENFANS.

Les femmes peuvent prendre le virus dans l'état de grossesse et le communiquer à l'innocente victime qu'elles recèlent dans leur sein. Soit qu'elles aient été infectées avant, ou pendant le cours de leur grossesse, on doit leur administrer le remède, mais à moins forte dose; deux verres de décoction le matin pendant les douze premiers jours suffit ; et deux autres verres le soir pendant le reste du traitement, qui conséquemment pourra être un peu plus long que dans les cas ordinaires.

Elles doivent s'abstenir de bains et de purgation pendant tout le temps de leur grossesse.

Lorsque l'enfant est venu au monde, et qu'il n'a pas été guéri, l'infection se reconnaît par des écoulemens blancs, puriformes, aux yeux, au vagin, à l'urètre, à l'anus ; par des engorgemens autour du col, au poignet ou ailleurs; par des plaies ou des rougeurs sur diverses parties du corps: au nombril, au talon, dans les intervalles des doigts des pieds. La mère qui doit le nourrir de son lait, doit aussi subir seule le traitement principal ; si l'on était obligé de lui donner une nourrice, telle saine et bien portante qu'elle fût, on doit la mettre au traitement, pour sa propre sûreté, et pour que son lait devienne curatif à l'enfant.

Lorsqu'il est sevré et qu'il porte avec lui les mêmes symptômes vénériens, décrits au paragraphe précédent, il doit être mis au régime végétal, pendant plusieurs années de suite au printemps, en proportionnant graduellement les doses à ses forces physiques et à son âge.

La plupart des humeurs froides ou scrophules, le rachitisme ou courbure des os ; les dartres, etc., la goutte même, peuvent être d'origine vénérienne. Si l'on était fondé de croire que quelques-unes de ces infirmités fussent de cette nature chez un enfant ou un adolescent, on doit s'attacher à détruire le virus, qui entretient ces infirmités, en administrant également le même remède pendant plusieurs années consécutives au printemps, et le faisant déjeûner, dans cette saison, avec du lait chaud, sucré, coupé par moitié avec une infusion de lierre terrestre.

CHAPITRE VII.

CONCLUSION.

Je suis loin, par esprit de calcul, de vouloir abuser de la complaisance de ceux qui auront la patience de lire ma brochure, et de chercher à les effrayer en surchargeant le tableau, déjà trop hideux, des suites de la maladie syphilitique ; et leur indiquer ensuite mon domicile, le nom de mon libraire et le lieu où j'ai mis en dépôt mes livres ; ajoutant, d'un air d'assurance : achetez les yeux fermés ; il n'y a que moi dans le monde capable de vous guérir, ou de vous enseigner l'art de vous guérir vous-même radicalement de toutes les infections vénériennes sans mercure. Défiez-vous *de ces empyriques, de cette foule de guérisseurs cupides qui sans science et sans titres de médecins exploitent la crédulité des gens sans expérience et timides.*

Je vous l'avouerai ingénuement, lecteur ou lectrice, je n'ai pas l'honneur de porter le bonnet doctoral ; mon peu d'érudition le fait assez connaître. Employé momentanément par réquisition pour le service des hôpitaux militaires de l'armée d'Italie, lors de la campagne de Marengo, je n'ai eu que de faibles relations avec des personnes de l'art. J'ai eu cependant l'honneur et en même-temps le bon-

heur de connaître à Pavie MM. Fortini (1),
Volpi (2) et Spalanzani (3), et quelques autres dont les noms me sont échappés. Je les
ai vu guérir les infections vénériennes avec les
seuls bois sudorifiques. J'ai été témoin à Li-
vourne, dix ans après, d'une cure extrêmement douteuse, vu l'état de dépérissement dans
lequel était tombé le malade, faite avec la
seule teinture de bois de gayac prise journel-
lement par verres l'espace de six mois. La
squine, la salsepareille et le sassafras peuvent
isolément et à la longue produire le même résultat ; j'en ai vu aussi des exemples. Mais ces
plantes salutaires combinées ensemble et ai-
dées de celles accessoires diurétiques et laxatives amènent à fin une cure bien plus certaine et beaucoup plus prompte : quelques
expériences que j'ai été à même de voir faire
à des amis comme amateur ; d'autres faites par
moi-même, et toutes couronnées du plus heureux succès, ne me laissent plus aucun doute
à cet égard ; mais ce n'est pas le tout d'être
convaincu soi-même, il faut convaincre les autres ; cela n'est pas facile : par un effet sin-
gulier de cet esprit d'inconséquence et de con-
tradiction que les humains portent avec eux
ils veulent être trompés : la vérité simple et
sans détour mérite rarement leur suffrage; pour
preuve de mon assertion, permettez-moi de
vous raconter une petite anecdote contempo-
raine.

---

(1) Il demeurait Palazzo Maestracci dirimpetto alla locanda di Lom-
bardia. Il a sauvé la vie à l'auteur qui, à la fin de l'an 8, logeait chez lui
par billet de logement.

(2) Le plus célèbre docteur de ce temps pour les amputations. Le général Suarrow lui fit un don de mille louis d'or au nom de l'empereur
Alexandre.

(3) Connu dans la république des lettres, par ses ouvrages scientifiques.

Au commencement de la première révolution, deux riches habitans de Paris, à la suite d'un déjeûner, se moquaient de la crédulité des braves parisiens, qu'ils traitaient familièrement de badauds ; lorsque l'un d'eux dit à l'autre : je te parie vendre publiquement et à discrétion aux bons parisiens des écus de six livres à vingt-quatre sols la pièce, et ne point trouver du tout, ou du moins que peu d'acheteurs, pourvu que tu me promettes le secret : fixe toi-même le nombre d'écus que je dois vendre pour perdre ou pour gagner. L'autre, qui était né et avait ses habitudes dans la capitale, trouva l'idée de son ami folle et en même-temps impertinente. Croyant lui infliger une punition pécuniaire, il accepta le pari, mettant pour enjeu 10,000 livres et pour conditions, que le minimum des pièces à livrer au public serait de vingt pour que le vendeur eût gagné. Le lieu désigné pour ce nouveau genre de commerce fut le Pont-neuf, près la statue équestre de Henri IV, et l'espace de temps qui devait s'écouler, pendant la vente de ces pièces, de midi à deux heures.

A l'heure précise, celui qui avait proposé le pari étale ses espèces, et faisant résonner ses sacs, se mit à crier d'une voix de Stentor : à vingt-quatre sols les écus de six livres ; à vingt-quatre sols. Ils sont de bon aloi ; je vous les garantis tous de poids. Voulez-vous Louis XIII, Louis XIV, Louis XV, ou de tout-neufs à l'effigie de Louis XVI, avec l'emblême de la liberté? Demandez et vous serez servis. J'en ai de tous les souverains de France, à commencer depuis le règne du roi Dagobert.

L'on passe d'abord près du changeur de

monnaie sans faire beaucoup d'attention à
ses efforts : peu à peu l'on fait cercle : la foule
augmente et chacun de dire son avis, sans
acheter un seul écu. Les uns soutiennent qu'ils
sont d'étain, de cuivre argenté; les autres de
verre pilé, etc. Bref, une heure et demie était
déjà écoulée, et le vendeur d'écus de six livres
n'avait pas encore reçu son étrenne, lorsqu'un
habitant du Calvados, après avoir hésité
quelque temps, se hazarda d'en acheter un.
Pressé d'en faire l'épreuve et étant à jeun il
entre chez un restaurateur où il se hâte de
dîner et jette sur le comptoir son écu du
Pont-Neuf. On lui rend son reste. Ah! dit-il
en lui-même, on m'avait dit dans mon pays
qu'il fallait se méfier des parisiens ; qu'ils
étaient d'adroits trompeurs ; c'est bien différent : je ferai ma fortune avec eux ; courons
en acheter d'autres. Il arrive hâletant au lieu
du change, lorsque deux heures venaient de
sonner, et demande des écus de six livres pour
tout l'argent qu'il avait sur lui. Le vendeur lui
ayant demandé si ce n'était pas deux heures
qu'il venait d'entendre? Il répondit affirmati-
vement. En ce cas l'heure de ma banque étant
fermée, ajouta le faux empyrique verbeux en
remballant ses sacs, je ne puis vous en livrer
pour le moment : je ne suis que le simple com-
mis d'une maison de commerce qui se pique
d'exactitude. C'est l'heure du dîner, et j'ai aussi
l'habitude de prendre mes repas exactement.

Le lendemain notre acheteur se tint à l'affût
toute la matinée et une partie de la journée,
sans voir le marchand d'écus. Il s'enquiert, il
s'informe. Un flaneur auquel il s'adresse et qui
le reconnaît pour celui qu'il croit que la veille

on a attrapé lui dit d'un ton persifleur : le
marchand d'écus a fait hier de si méchantes
affaires, qu'il ne reviendra probablement plus;
car à l'exception d'un nigaud de provincial
auquel il a vendu, comme argent, une pièce
de métal, personne n'en a acheté. Dam Ver !
repliqua l'habitant de la basse Normandie, ce
nigaud, ce provincial, c'est moi : j'étais re-
tourné avec la ferme intention de me faire
attraper une seconde fois.

Paris et toutes les grandes villes de France ren-
ferment présentement tant de personnes éclai-
rées et surtout des favoris de Plutus qui n'ont
pas besoin de lunettes et de pierre-de-touche,
pour reconnaître la valeur des espèces, qu'il
n'y aurait qu'un archi-fou qui proposerait aujourd'hui un semblable pari. Néanmoins la
prévention est parfois si puissante, qu'un
charlatan, avec ou sans brevet de docteur,
déguisant son baume sous le titre de rob,
d'opiat balsamique, ou de tout autre nom
pompeux, et le vendant à un prix exhorbitant,
saura toujours, à l'aide de quelques amis inté-
ressés et complaisans, faire également tourner à
son profit la méfiance ou la crédulité publique.

Je reviens à mon sujet :

Je crois avoir prévu toutes les positions où
la syphilis peut être guérie radicalement par
la personne elle-même qui en serait infectée. Cependant s'il s'en trouvait qui, pour plus de
certitude, crussent que mon ministère leur
fût utile, elles peuvent se présenter chez moi
ou m'écrire, je me ferai un plaisir de les aider
à aplanir les difficultés qu'elles croiraient ren-
contrer, faute d'expérience et de pratique.

FIN.

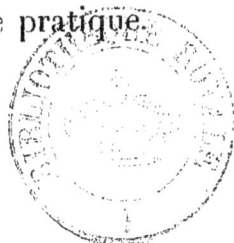